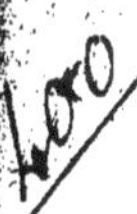

CONSIDÉRATIONS

SUR LA

SÉCRÉTION LACTÉE CHEZ LA FEMME

AUGMENTATION — RETOUR

ÉTABLISSEMENT TARDIF

PAR

le Dr Pierre BOURIER

MONITEUR A LA CLINIQUE D'ACCOUCHEMENT ET DE GYNÉCOLOGIE DE LA FACULTÉ
(CLINIQUE TARNIER)
ANCIEN EXTERNE DES HOPITAUX DE PARIS
MÉDAILLE DE BRONZE DE L'ASSISTANCE PUBLIQUE

PARIS
IMPRIMERIE F. LEVÉ
17, RUE CASSETTE, 17

1901

CONSIDÉRATIONS

SUR LA

ÉCRÉTION LACTÉE CHEZ LA FEMME

AUGMENTATION — RETOUR

ÉTABLISSEMENT TARDIF

PAR

le Dr Pierre BOURIER

MONITEUR A LA CLINIQUE D'ACCOUCHEMENT ET DE GYNÉCOLOGIE DE LA FACULTÉ
(CLINIQUE TARNIER)
ANCIEN EXTERNE DES HOPITAUX DE PARIS
MÉDAILLE DE BRONZE DE L'ASSISTANCE PUBLIQUE

PARIS
IMPRIMERIE F. LEVÉ
17, RUE CASSETTE, 17

1901

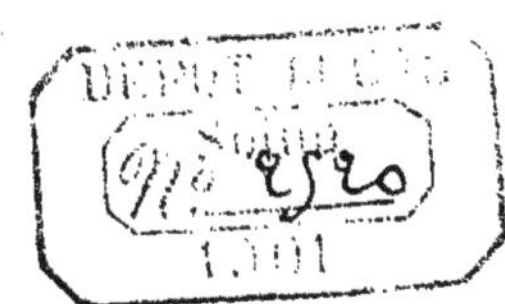

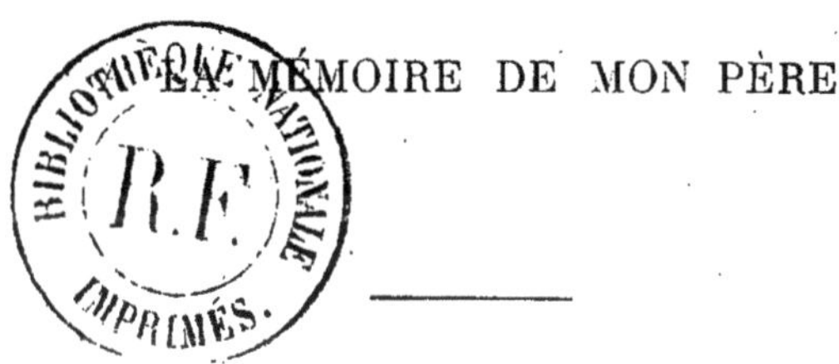

LA MÉMOIRE DE MON PÈRE

A MA MÈRE

A MES PARENTS. — A MES AMIS

A MON MAITRE

MONSIEUR LE DOCTEUR PIERRE BUDIN

Professeur de Clinique Obstétricale à la Faculté
Accoucheur des Hôpitaux
Membre de l'Académie de Médecine
Chevalier de la Légion d'Honneur

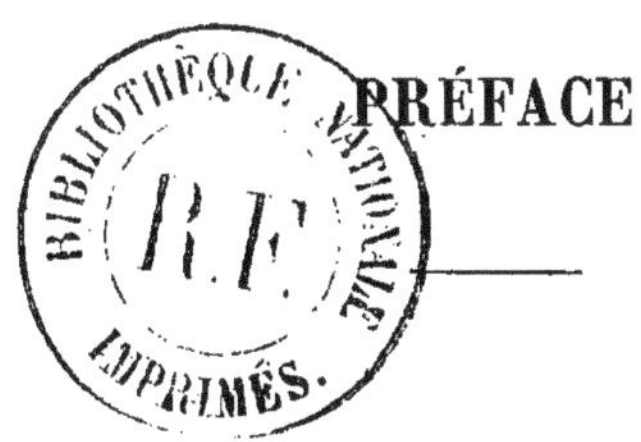

PRÉFACE

Avant que de tracer les premières lignes de notre thèse inaugurale, nous voulons remplir un devoir qui nous tient à cœur et dont nous nous acquittons avec le plus grand plaisir : nous voulons exprimer à tous ceux qui furent nos maîtres dans les hôpitaux, à ceux qui guidèrent de leurs conseils expérimentés nos études, l'assurance bien sincère de notre vive reconnaissance.

Nous remercierons donc tout d'abord nos premiers maîtres, MM. les Drs Schwartz, Thiéry, Cuffer, Huchard, Pierre Delbet, auprès desquels, au cours de nos premières années d'étude comme bénévole ou comme stagiaire, nous avons appris les bases de la médecine et de la chirurgie.

En 1897, lors de notre première année d'externat, nous avons eu la bonne fortune et l'honneur d'être l'élève de M. le Professeur agrégé Pierre Sébileau. Nous garderons le meilleur souvenir de l'excellente et très profitable année que nous avons passée dans son service de consultation chirurgicale de l'hôpital Cochin. Nous y avons acquis presque en entier les connaissances chirurgicales que nous possédons.

L'année suivante nous devînmes l'externe de M. le Dr André Petit, médecin de la Pitié. Nous avons retiré le plus grand profit de son enseignement médical si clair, si précis, si intéressant aussi, et nous tenons à lui adresser nos plus sincères remerciements pour les excellentes leçons qu'il nous a données.

A la fin de l'année 1899, nous avons eu le grand honneur de suivre le service de M. le Professeur Hutinel. Pendant les cinq mois que nous y avons passés, nous avons beaucoup appris dans la science si délicate de la médecine infantile, qu'il enseigne au point de vue clinique d'une façon si magistrale à l'Hospice des Enfants Assistés. Qu'il veuille bien nous permettre de lui exprimer nos respectueux remerciements pour les connaissances si utiles que nous lui devons.

Enfin, depuis le 1er mars, 1900 nous sommes l'élève de M. le Professeur Budin. Après nous avoir accueilli comme externe dans son service, il nous a fait le grand honneur, en novembre 1900, de nous confier les fonctions de moniteur que nous remplissons depuis ce moment.

Que notre Maître veuille bien accepter l'expression de notre très grande gratitude et l'hommage respectueux de notre vive admiration pour le savant et l'homme de cœur qui donne toutes ses forces à la tâche si noble qu'il a entreprise et qu'il mène à bien pour le plus grand profit des mères et des enfants.

Nous lui devons tout ce que nous savons en obstétrique. Notre vœu le plus cher est de nous inspirer toujours de ses exemples et de ses leçons et de rester son élève très respectueux et dévoué.

Nous prions M. le Dr Michaux, chirurgien de l'hôpital Lariboisière, de recevoir l'assurance de notre profond respect et de notre sincère reconnaissance pour les bons conseils que nous avons reçus de lui et la bienveillance dont il nous a toujours fait preuve.

Que M. le Dr Marion, chirurgien des hôpitaux, professeur agrégé à la Faculté, veuille bien accepter aussi nos remerciements pour les excellentes leçons qu'il nous a données et l'amicale sollicitude qu'il nous a toujours témoignée.

Nous n'oublierons pas enfin nos chefs de clinique obstétricale de la Clinique Tarnier, MM. les Drs Chavanne, Dubrisay, Schwab, Macé, Perret, auprès desquels nous avons toujours trouvé le meilleur accueil lorsque nous avons fait appel à leur science et à leur dévouement.

INTRODUCTION

« Le péril le plus menaçant sans contredit pour l'ave- « nir de notre pays », écrit M. Jonnart, député du Pas-de-Calais, dans la préface du *Nourrisson* de M. le Pr Budin, « c'est la dépopulation, ou, pour parler plus exacte- « ment, la proportion trop peu sensible du chiffre de la « population française... Des propositions s'élaborent, « dictées par le plus clairvoyant patriotisme, en vue d'en- « courager la constitution de familles nombreuses. C'est « une noble entreprise et nous souhaitons ardemment « qu'elle réussisse, car il n'est que temps de décréter « toutes les mesures propres à faire pénétrer un peu « plus chaque jour dans l'esprit des parents cette con- « viction que c'est une bénédiction de la vie d'avoir beau- « coup d'enfants.

« Mais quand on a le bonheur de les avoir, poursuit « M. Jonnart, il importe qu'on les garde... »

Or c'est dans la première période de son existence que l'enfant est le plus menacé. Les premiers mois sont les plus dangereux : l'enfant est surtout menacé à cette époque par les affections du tube digestif à tel point que les statistiques nous apprennent que 38 o/o y succombent.

La tâche du médecin sera donc de le préserver de son

mieux, tâche noble mais difficile aussi dont la plus grande part incombe au médecin qui par ses conseils et son zèle de tous les jours devra guider les mères, désireuses de bien faire pour la plupart, et dont beaucoup malheureusement pèchent surtout par ignorance, parce qu'on ne les a ni guidées ni instruites.

Cette tâche, notre Maître depuis de longues années déjà (création des consultations de nourrissons à la Charité, 1892 ; à la Maternité, 1895 ; à la Clinique Tarnier, 1898), y a voué toutes les ressources de son intelligence et de sa science, toute la bonté de son cœur de philanthrope. Depuis ce temps, à l'aide surtout des résultats que l'expérimentation lui a fournis, il est parvenu à dégager les idées directrices qui constituent pour l'alimentation des nouveau-nés, qu'il s'agisse d'allaitement au sein, d'allaitement mixte ou d'allaitement artificiel, un guide sûr entre les mains des médecins et des mères guidées par ceux-ci.

Avant tout, et cette idée lui tient particulièrement à cœur, il a de toutes ses forces et toujours insisté pour que l'enfant soit nourri au sein de sa mère et uniquement au sein maternel. Que de fois ne l'avons-nous pas entendu, dans les salles des accouchées, plaider auprès d'une de ces malheureuses, pour qui la venue d'un enfant est un fardeau lourd à supporter, la cause du nouveau-né, et, à force d'insistance et de persuasion, gagner la victoire, c'est-à-dire obtenir pour l'enfant la continuation de l'allaitement au sein maternel.

Mais il est des cas, assez rares heureusement, dans lesquels, le lait étant insuffisant ou manquant totalement, on est obligé d'avoir recours à l'allaitement mixte (sein et lait stérilisé) ou même à l'allaitement artificiel exclusif. Les résultats obtenus dans ces circonstances ont toujours été très encourageants et nous ne saurions mieux faire pour convaincre nos lecteurs que de les prier de se reporter aux statistiques si éloquentes que chaque année notre Maître publie au sujet des enfants qui suivent la consultation des nourrissons de la Clinique Tarnier.

Malgré ces résultats, fournis dans ces dernières années par l'allaitement mixte ou l'allaitement artificiel, on doit tout faire, tout tenter pour obtenir que la mère nourrisse elle-même son enfant, ne jamais se décourager, et surtout ne pas déclarer qu'une femme qui n'a plus ou qui n'a que très peu de lait dans ses seins ne sera jamais une nourrice suffisante pour son enfant et qu'il faut instituer l'allaitement mercenaire ou l'allaitement artificiel. Les faits que nous voulons rapporter et qui sont le point de départ de ce travail prouveront, nous l'espérons, combien il serait téméraire et contraire à la vérité des faits de tenir un pareil langage. Nous ne voulons pas, d'après les quelques observations que nous possédons, — peu nombreuses encore, nous le reconnaissons, — poser une règle générale, mais nous pouvons dire qu'avec du courage, de la persévérance, on peut obtenir des résultats inespérés.

Pendant les seize mois que nous venons de passer, comme externe d'abord, puis comme moniteur, dans le service de M. le professeur Budin, nous avons été frappé d'une façon toute spéciale par un certain nombre de faits fort intéressants sur lesquels notre Maître, à maintes reprises, attira notre attention.

Certaines femmes, après avoir allaité pendant quelques jours leur enfant, se trouvaient manifestement incapables de le nourrir seules. La quantité de lait fournie quotidiennement par leurs seins était insuffisante. L'enfant n'augmentait pas ou peu. A la Clinique, on lui donnait une nourrice qui fournissait la quantité de lait qui lui manquait. Si la mère avait déjà quitté la Clinique, on instituait l'allaitement mixte. L'enfant prenait le sein maternel et en plus 50, 100, 150, 200 grammes de lait stérilisé fourni par la Clinique. On recommandait à la mère de mettre très régulièrement son enfant au sein. Au bout de quelques jours, on s'apercevait que la mère fournissait des quantités de lait de plus en plus grandes, et bientôt, alors cependant que les besoins de l'enfant augmentaient, le lait était venu en assez grande quantité dans les seins de sa mère pour que celle-ci pût suffire seule à son alimentation.

D'autres faits, peu différents, attirèrent notre attention. Des femmes nourrissaient au sein leur enfant. Les seins étaient gonflés de lait et tout faisait prévoir qu'elles feraient d'excellentes nourrices. Soudain, au bout de quelques jours, pour des raisons que nous signalerons plus en détail dans un des chapitres suivants, le lait diminuait ou même disparaissait de leurs seins. Des gerçures et des crevasses, par exemple, apparaissaient à un sein, aux deux quelquefois, très douloureuses, empêchant la mère de faire téter de l'un ou des deux seins. Le lait disparaissant, l'enfant était confié à une nourrice du service et pendant ce temps l'on soignait et l'on guérissait le ou les seins malades. Une fois guérie, la mère ne demandait qu'à continuer à allaiter son enfant, mais dans ses seins plus de lait ou quelques gouttes à peine.

En faisant téter la mère par son enfant et aussi, s'il était peu vigoureux, par un gros enfant d'une autre femme, on parvint à faire revenir le lait dans les seins. Les premiers jours la mère ne donnait rien ou quelques grammes. Mais bientôt, avec de la persévérance, le résultat cherché était obtenu et d'une façon si complète qu'au bout de 10 à 15 jours la mère avait dans ses seins du lait en quantité très suffisante pour nourrir seule son enfant.

Enfin une troisième série de faits, ceux-ci tout spéciaux et fort intéressants, ont trait à l'établissement tardif de la sécrétion lactée chez des femmes n'ayant jamais allaité.

La mère, pour des raisons matérielles ou sociales, se sépare de son enfant le lendemain même de sa naissance et l'envoie en nourrice. Quelque temps après (34 jours dans une des observations), l'enfant malade est repris par sa mère qui le remet au sein, se fait téter en outre par un gros enfant et, chez elle, on réalise l'établissement tardif de la sécrétion lactée.

Ces trois ordres de faits sont le point de départ de ce travail, que nous avons entrepris avec l'autorisation et sur le conseil de notre Maître, très honoré que nous sommes d'être, sur un sujet qu'il affectionne particulièrement, l'interprète de ses propres idées.

HISTORIQUE

Une des causes déterminantes les plus importantes de l'augmentation ou de l'établissement de la sécrétion lactée, c'est la succion du mamelon qui, par action réflexe, excite la glande à fonctionner de plus en plus activement. Cette cause a une telle importance, que l'on a vu sous son influence seule, des cas assez fréquents d'établissement anormal de la sécrétion lactée chez des femelles non fécondées, chez des jeunes filles et même chez des hommes ou des mâles — et cela aux diverses périodes de la vie, de la naissance à la vieillesse.

La littérature médicale est assez riche en faits de ce genre, et nous rapporterons les plus intéressants.

Dans le *Journal de Médecine* du mois de mai de cette année, nous lisons un article intitulé : « La sécrétion lactée chez les femmes non fécondées et chez les mâles », article dans lequel M. Henri Noël rapporte l'histoire curieuse d'une guenon dont il est propriétaire depuis longtemps, et qui n'a jamais été fécondée, qui même n'a jamais subi les approches du mâle, et chez laquelle se déclara une sécrétion lactée abondante, entretenue et augmentée par les tractions et les succions exercées par l'animal lui-même sur ses mamelles. En même temps que la sécrétion s'établissait, la guenon cessait d'être réglée, mais sa menstruation a reparu lorsque la sécrétion a disparu, et il semblait y avoir un véritable balancement entre les deux écoulements.

Aristote parle d'un bouc qui, tété par un petit chevreau, finit par avoir assez de lait pour le nourrir.

Legroux a vu une jeune chienne entendant crier un petit chien s'arrêter et lui livrer ses mamelles; elle finit par avoir du lait et put le nourrir.

Nous avons été témoin personnellement, à la campagne, il y a peu de temps, d'un fait analogue fort intéressant : Une jeune chienne met bas deux petits. Le lendemain, elle expulse un troisième chien mort et macéré, et le jour suivant elle succombe avec des phénomènes d'infection généralisée. On commence à élever au biberon les deux petits, chiens de chasse de race, auxquels on donne du lait de vache coupé d'eau. Deux jours se passent, lorsqu'une autre chienne, compagne de la première, qui n'avait point été couverte à l'époque de son rut, se prend d'une grande affection pour les petits de la morte. Elle n'avait alors et n'avait jamais eu du reste de lait dans ses mamelles. Nous avons idée de mettre les deux petits chiens auprès d'elle : aussitôt ils tiraillent les mamelles et par de vigoureux mouvements de succion, en quatre jours, font monter le lait en quantité assez abondante pour qu'on puisse bientôt supprimer le lait de vache et, lorsque nous avons quitté la campagne, la chienne nourrissait seule les deux petits de sa compagne.

Des faits du même genre ont été observés chez d'autres animaux et même chez l'homme. M. Noël cite ainsi deux faits de lactation observés par M. Reboul de Nîmes, l'un chez un jeune garçon de 14 à 15 ans, l'autre chez un homme de 44 ans.

Humboldt rapporte qu'un homme de 34 ans aurait nourri son enfant de son propre lait.

Schacher cite, d'après le témoignage de Jean-Benoist Erandellius « un sale petit mendiant de 9 ans qui, en se comprimant les seins, en faisait sortir une humeur lactée ».

Buffon a vu un jeune homme de 15 ans qui pouvait faire sortir d'une de ses mamelles plus d'une cuillerée de lait.

L'illustre Bartholin a parlé aussi d'un homme de sa connaissance qui fournissait une si grande quantité de lait, qu'on put un jour en fabriquer un excellent fromage.

On a enfin cité des hommes-nourrices.

Le 19 août 1733, l'évêque de Cork (Angleterre) envoya au comte d'Egmont l'observation d'un homme âgé de 70 ans qu'il avait vu à Inishanan et qui lui affirma avoir pu allaiter jadis un de ses enfants. Ses mamelles étaient, paraît-il, encore très volumineuses.

Le docteur Juan Castelar lut devant la Faculté de Médecine de Madrid, réunie en séance le 7 octobre 1798, la relation du cas d'un pauvre homme nommé Francisco Losano, âgé de 36 ans qui, pendant cinq mois, eut assez de lait pour nourrir son enfant.

MM. A. Hervé et F. de Lanoye rapportent, dans le livre intitulé : *Voyages dans les glaces* le fait d'un jeune chippewan qui, ayant perdu sa femme de suites de couches, put nourrir son enfant de son propre lait. Il se nommait Ogemawah Chack. Le fait a été attesté par le docteur Richardson, compagnon du capitaine Franklin dans ses voyages au pôle Nord.

Le moyen presque toujours reconnu le plus efficace pour faire monter le lait dans les seins, c'est la succion. Néanmoins, nous en trouvons d'autres indiqués dans la littérature médicale.

D'après Aristote, « auprès du mont Œta, lorsque les chèvres n'ont pas reçu le mâle on leur frotte les mamelles avec des orties, assez fortement pour exciter de la douleur, et on les trait. La première liqueur est sanguinolente; ensuite il vient une espèce de pus et enfin du lait qui ne le cède point en qualité et en quantité à celui des chèvres qui ont été couvertes ».

Au Cap-Vert, on ferait venir du lait à des femmes qui n'ont pas accouché récemment au moyen de fomentations, avec une décoction de feuilles de Jatropha Curcas, combinées il est vrai avec la succion.

Parfois, pour exciter la sécrétion lactée chez les vaches, les ânesses, les chèvres, il faut placer près d'elles leur petit ou un animal qui leur ressemble. « Souvent on « trompe la sottise des vaches, dit Olivier de Serres, en « mettant près d'elles un veau empaillé, à l'approche « duquel la mère se laisse traire, prenant ce mannequin « pour celui qu'il représente. »

Il y a des femmes chez lesquelles la vue et les pleurs de leur enfant qui demande à téter, font gonfler les seins et affluer le lait.

Pour insister encore en terminant sur le pouvoir galactogène de la succion, nous dirons qu'il est démontré par des faits très curieux.

Une femme âgée de 62 ans, chargée d'élever sa petite fille au biberon, eut l'idée de lui donner le sein pour l'amuser. Au bout de peu de temps, elle eut assez de lait pour allaiter l'enfant. La sécrétion persista pendant un an (Audebert).

Une servante ayant la garde d'un enfant nouvellement sevré lui donna le sein pour l'empêcher de crier, et ne tarda pas à avoir du lait (Belloc).

Baudelocque raconte une histoire analogue chez une petite fille de 8 ans.

Bouchut prétend que c'est un usage traditionnel parmi les habitants du Cap-Vert, lorsqu'une femme meurt en nourrissant son enfant, d'obliger la plus proche parente, qu'elle soit mariée ou non, et quel que soit son âge, à nourrir l'enfant privé de sa mère. Pour cela, la femme est soumise à une série de pratiques bizarres consistant dans l'application de feuilles de ricin tièdes sur les seins et dans l'emploi de fumigations chaudes vers les parties génitales. L'enfant est en outre approché plusieurs fois par jour du mamelon. Après 3 ou 4 jours au plus, la sécrétion lactée s'établit.

Enfin, on sait, pour en avoir vu des exemples assez nombreux, que par la succion nombre de jeunes filles encore vierges ont pu avoir du lait et nourrir un enfant.

La succion est également le meilleur moyen pour obtenir le retour de la sécrétion lactée après une interruption plus ou moins longue.

Joly et Filhol ont trouvé un véritable colostrum dans les seins d'une femme qui était accouchée depuis 10 mois, mais qui n'allaitait pas. Des mouvements de succion exercés sur les mamelons de cette femme auraient eu assurément pour résultat le retour rapide de la sécrétion lactée.

M. Comby raconte qu'une jeune femme lui conduisit son enfant âgé de 3 semaines. Elle l'avait mis au biberon depuis 15 jours, sur les conseils d'une voisine qui la croyait trop faible pour nourrir. L'enfant était cachectique, avait du muguet, de l'érythème des fesses.

M. Comby conseilla à la mère de le remettre au sein sans plus tarder et de l'aider pour les premières tetées en exerçant avec la main des pressions sur la base du mamelon. Ce conseil fut suivi et le lait remonta peu à peu dans les seins. L'allaitement avait donc pu être repris après une interruption de 15 jours. Des interruptions plus longues ont été citées par les auteurs.

Le Dr N. Martin a observé un cas dans lequel la sécrétion s'est rétablie après 5 mois d'interruption. Il s'agit d'une primipare accouchée dans de bonnes conditions. Elle essaie d'allaiter, mais les gerçures du sein apparaissent et l'enfant est envoyé en nourrice. La sécrétion lactée de la mère se tarit complètement. 4 mois après, l'enfant a de la gastro-entérite ; on le confie à une autre nourrice qui l'abandonne bientôt. Il est mis alors au biberon. Mais on est au mois de juillet, en Algérie, où le choléra infantile est à craindre. Une commère du voisinage conseille à la mère désolée de remettre son enfant au sein. Après avoir fait téter un petit chien pendant deux jours, la jeune femme voit la sécrétion lactée se rétablir et l'enfant ne tarde pas à recouvrer la santé.

M. Marfan cite un cas semblable chez une femme qui avait allaité pendant 5 mois et qui, après une interruption de près de 3 mois, fit revenir le lait dans ses seins par la succion seule de l'enfant.

Quant à l'entretien de la sécrétion lactée par la succion, elle est un fait d'observation courante et chacun sait combien les mères, désireuses de ne pas perdre leur lait, attachent une grande importance à ce fait.

M. le Pr Budin cite volontiers l'exemple de femmes de son service, soit à la Maternité, soit à la Charité, soit à la Clinique, qui, séparées momentanément de leur enfant, entretenaient la sécrétion du lait dans leurs seins en se trayant régulièrement deux fois par jour.

L'une d'elles se faisait journellement téter par un petit chien.

Une autre, dont l'enfant était au service des Débiles de la Maternité, afin de conserver suffisamment de lait dans ses seins pour le moment où l'enfant sortirait de l'hôpital, se faisait téter par l'enfant d'une voisine à laquelle elle payait de ce fait 3 francs par jour.

Une autre, ayant aussi un enfant débile à la Maternité se faisait téter par son aîné, âgé de 4 ans. Enfin souvent les femmes, afin de conserver du lait dans leurs seins, se font téter par leurs maris.

ANATOMIE ET PHYSIOLOGIE

Nous n'étudierons pas en détail l'histoire anatomique et physiologique de la glande mammaire. Nous nous bornerons à rappeler, aussi brièvement que possible, les points les plus importants qui serviront à éclairer ce travail. Aussi bien, y a-t-il peu de questions qui aient été plus controversées, la physiologie en particulier. Nous ne passerons pas en revue les opinions nombreuses et les théories diverses qui pendant longtemps divisèrent les anatomistes et les physiologistes ; mais nous indiquerons quels sont, en l'état actuel de la science, les points sur lesquels l'accord est fait — nous réservant de faire connaître quelques détails nouveaux d'anatomie fine et de physiologie qui, croyons-nous, sont de nature à apporter quelque éclaircissement dans la pathogénie de la sécrétion lactée.

ANATOMIE

Nous rappellerons les points les plus importants de l'anatomie de l'appareil sécréteur, celui qui nous occupe surtout. Nous dirons quelques mots de l'appareil excréteur, ainsi que de la vascularisation et de l'innervation de la glande mammaire.

La glande mammaire est une glande en grappe, composée d'un certain nombre de glandes distinctes, que l'on désigne ordinairement sous le nom de lobes. Le terme ultime de la division de ces lobes, comme dans toutes les glandes en grappe, est représenté par les acini.

Les acini glandulaires ou culs-de-sac sécréteurs sont la partie essentielle de la glande. C'est à eux qu'incombe l'importante fonction de sécréter le colostrum d'abord, puis le lait. Ces acini n'acquièrent en général leur complet développement que lors de la première grossesse, sauf quelques cas rares et exceptionnels auxquels nous avons fait allusion dans notre chapitre III. En général donc, on peut dire que ce n'est que dans la période de lactation que la glande mammaire est véritablement active.

Structure de l'acinus en lactation. — L'acinus est une petite masse sphérique ou piriforme mesurant en moyenne de 130 à 150 μ. On y découvre au microscope :

α) Une membrane propre anhiste ;

β) Des cellules en panier, cellules de Boll situées entre la membrane anhiste et l'épithélium glandulaire. Il paraît rationnel d'admettre, dit Testut, qu'elles ont pour fonction, dans une glande qui est entièrement dépourvue de fibres musculaires nettement différentiées, de favoriser l'expulsion des produits de sécrétion.

γ) Un épithélium sécréteur.

Il est constitué par une seule rangée de cellules appliquées contre la membrane propre, ou plus exactement contre le réseau des cellules de Boll. Ces cellules sécrétoires diffèrent d'aspect suivant les conditions physiologiques de l'acinus où on les observe. En effet, tous les acini d'un même lobule ne fonctionnent pas parallèlement, les uns se reposant tandis que les autres sont en activité, de sorte que l'on peut sur une même glande et parfois sur une même coupe saisir tous les stades évolutifs de la cellule glandulaire. « Dans les alvéoles que « l'on peut considérer comme demeurées à l'état de « repos relatif, toutes les cellules épithéliales prisma- « tiques basses sont d'égale hauteur; la lumière glan- « dulaire est limitée par une ligne continue. Le proto- « plasma des cellules est d'apparence grenue et « spongieuse comme celui des cellules glandulaires « séreuses. Les noyaux sont ovoïdes, aplatis parallèle- « ment à la membrane propre.

« Dans d'autres alvéoles au contraire, où la sécrétion « du lait commence à devenir active, les cellules épi- « théliales sont devenues hautes, turgides; la lumière « glandulaire prend un contour festonné. Au sein du « protoplasma, le nombre des globules graisseux est « devenu beaucoup plus considérable et leur volume « s'est accru. Le noyau se développe, et sur nombre de « points il montre des figures de division indirecte. Plus « tard, les cellules glandulaires prennent d'énormes « proportions : elles sont turgides au maximum, bourrées « dans leur portion libre, remplies en tête de globules « graisseux nombreux et très volumineux. Ces alvéoles « représentent, dans les phases de la sécrétion, le stade « précédant immédiatement le phénomène de l'excrétion « exocellulaire » (Renaut).

Appareil excréteur. — Il comprend :

Des canaux intralobulaires ;

Des canaux interlobulaires ;

Des canaux collecteurs communs ou galactophores.

Les premiers font suite aux acini, se réunissent entre eux pour former des troncs de plus en plus volumineux et sont composés histologiquement d'une membrane propre, d'une couche de cellules de Boll et d'un épithélium.

Les seconds résument les canaux excréteurs d'un même lobule : ils semblent lui servir de pédicule.

Les derniers enfin ou canaux galactophores sont au nombre de douze à vingt, comme les lobes dont ils émergent.

Vaisseaux et nerfs. — Les artères qui nourrissent la glande mammaire proviennent de trois sources, la mammaire externe, la mammaire interne, les intercostales aortiques, la seconde représentant la principale.

Elles forment un premier territoire, ou réseau artériel prémammaire, qui donne des rameaux cutanés et des rameaux glandulaires; ces derniers, de beaucoup les plus importants, pénètrent dans l'épaisseur de la glande elle-même se divisent et se subdivisent dans les cloisons conjonctives interlobulaires où ils se résorbent en un réseau de capillaires très serré dont les mailles entourent les acini. Ce réseau périacineux présente la plus grande analogie avec celui des glandes en grappe ordinaires, telles que la sous-maxillaire ou la sublinguale.

Les veines suivent deux directions principales : les unes vont s'ouvrir dans les mammaires internes, les autres dans les mammaires externes ou thoraciques longues.

Les nerfs de la mamelle, abstraction faite des filets sympathiques qui se rendent à la glande avec les artères, proviennent de trois sources :

1° Des 2°, 3°, 4°, 5°, 6° intercostaux;

2° De la branche sus-claviculaire du plexus cervical.

3° Des branches thoraciques du plexus brachial.

Ces nerfs se terminent vraisemblablement :

1° Dans la peau, où des corpuscules de Pacini ont été signalés par Krause et Pacinotti (nerfs sensitifs);

2° Dans les fibres musculaires lisses de l'aréole et du mamelon (nerfs moteurs);

3° Sur les vaisseaux (nerfs vaso-moteurs);

4° Sur les éléments propres de la glande (nerfs sécréteurs).

Le mode de distribution de ces derniers, qui sont les plus importants, comme aussi leur mode d'action sur la sécrétion lactée nous sont encore inconnus. Winkler les a vus se rendre aux vaisseaux et aux canaux excréteurs d'un certain volume, mais il n'a pu les suivre jusque sur les acini. Nous ne savons donc pas s'il existe ici, comme pour les autres glandes, des nerfs sécréteurs indépendants des vaso-moteurs. La chose est probable, mais non encore démontrée.

PHYSIOLOGIE

C'est Ranvier qui paraît avoir résolu le problème qui consiste à déterminer la manière dont se comportent les épithéliums glandulaires pendant la sécrétion, envisagée au point de vue général. A cet égard, il distingue deux types généraux de glandes.

Dans le premier type, dit des glandes holocrines (ὅλος, entier) ou à fonte cellulaire totale, le produit de sécrétion résulte de la destruction des cellules épithéliales. Les glandes sébacées sont le type le plus net de cette classe.

Dans le second groupe, dit des glandes mérocrines (μέρος, partie), les cellules sécrétantes restent en place, elles subsistent, diminuées de volume et prêtes à être le siège d'un nouveau travail semblable.

Influence du système nerveux sur les sécrétions. — L'acte sécrétoire, en désignant ici par ce terme la période active pendant laquelle une glande laisse abondamment couler son produit, l'acte sécrétoire est soumis à l'influence du système nerveux, comme l'est la contraction musculaire, et l'étude expérimentale des sécrétions permet d'observer des phénomènes réflexes aussi caractérisés que les mouvements réflexes musculaires. La sécrétion est donc un acte purement réflexe et la sécrétion lactée qui nous occupe particulièrement est, elle aussi, sous la dépendance directe de l'action du système nerveux.

Cette sécrétion se fait d'après le même type que celle des glandes sébacées, c'est-à-dire par fonte cellulaire (glandes holocrines).

Dans les premiers temps de la sécrétion ce mode de production est très facile à constater, car on trouve encore des cellules qui, après avoir subi la dégénérescence graisseuse, ne se sont pas complètement fondues et se présentent sous la forme de cellules contenant de nombreuses gouttes de graisse : ce sont les globules de colostrum.

Quand la sécrétion est complètement établie, la fonte cellulaire est complète et extrêmement rapide. D'après les recherches de Nissen (1886), dans chacune des cellules des acini, le noyau se divise et, en même temps que le corps cellulaire s'étrangle pour se subdiviser à son tour, des gouttelettes de graisse apparaissent et s'accumulent dans la moitié de la cellule la plus voisine de la lumière du cul-de-sac, moitié de cellule qui tombe aussitôt en déliquium. L'autre moitié de la cellule primitive est aussitôt le siège d'une nouvelle division et le processus que nous venons de décrire se reproduit. Il s'agit donc bien d'une sécrétion holocrine, mais dans laquelle l'évolution cellulaire est infiniment plus rapide que dans les glandes sébacées par exemple.

Si nous envisageons donc la sécrétion lactée en particulier, nous voyons que les auteurs sont d'accord pour dire que le lait se compose essentiellement d'un liquide séreux tenant en suspension des globules de graisse. Sur ce point l'accord est presque absolu. Les divergences d'opinion commencent quand il s'agit d'expliquer la manière suivant laquelle ces globules primitivement emprisonnés dans les cellules s'en échappent pour tomber dans le sérum du lait. A ce sujet, deux interprétations principales se partagent la faveur des histologistes.

La première assimile la glande mammaire, fonctionnellement du moins, à une glande sébacée. Les cellules glandulaires se multiplieraient pendant toute la durée de la lactation, les profondes repoussant les superficielles, celles-ci produiraient les globules graisseux, puis, une fois bourrées de ces globules se détacheraient et éclateraient, jetant leur contenu dans la lumière de l'acnuis. Le passage des globules graisseux dans le lait aurait donc pour conséquence la destruction complète des cellules dans lesquelles ces globules ont pris naissance. Une pareille explication est peu compatible avec le fait histologique énoncé plus haut, à savoir que l'acinus durant la période de lactation, ne possède qu'une seule rangée de cellules.

La seconde opinion soutenue par Heidenhain et Partsch peut être résumée comme il suit :

Les globules graisseux se développent de préférence

dans la partie interne ou centro-acineuse de la cellule, entre son noyau et son extrémité libre. Cette partie de la cellule, au fur et à mesure que les globules se développent, se gonfle et fait saillie dans la lumière de l'acinus. Puis, quand sa distension a atteint son maximum et qu'elle dépasse la résistance du corps cellulaire, celui-ci s'entr'ouvre à son point culminant et déverse son contenu adipeux dans la lumière de l'acinus. Mais la cellule ne meurt pas pour cela; le dégagement graisseux une fois effectué, le protoplasma se reforme au devant du noyau et de nouveau apparaissent les granulations graisseuses qui subiront le même sort que les précédentes.

Telles sont, succinctement exposées à dessein, les connaissances anatomiques et physiologiques qu'il nous a semblé utile de rappeler à propos de la question qui nous occupe.

Nous nous proposons maintenant d'y ajouter quelques considérations nouvelles sur l'anatomie fine et la physiologie de la mamelle. Les quelques points nouveaux que nous voulons faire connaître ne sont que le résumé d'une fort intéressante communication faite à la Société obstétricale de France au mois d'avril de cette année par M. le Dr Keiffer, de Bruxelles.

Nous avons eu la bonne fortune d'obtenir de lui l'autorisation de nous inspirer largement du résultat de ses recherches d'histologie et de physiologie — recherches qui ont porté plus particulièrement sur l'inervation, la vascularisation et le fonctionnement intime de la glande mammaire, mettant en relief l'influence du système ner veux et de la voie réflexe sur l'augmentation, le retour, l'établissement tardif de la sécrétion lactée.

Le matériel anatomique de ces recherches a été prélevé sur des chiennes aux différentes périodes de la lactation. Il est en tout semblable, affirme M. le Dr Keiffer, à celui de la femme et il a l'avantage sur celui-ci de pouvoir être fixé frais à tous les stades voulus.

Système nerveux. — La méthode lente de Golgi révèle, ainsi que la méthode de Nisse, un système nerveux vaso-moteur sympathique, composé de petits neurones reliés entre eux par des filets nerveux, très ténus, longeant constamment les parois vasculaires. Le système est particulièrement riche en cellules le long des vaisseaux qui pénètrent dans les papilles du mamelon.

Il forme aussi des plexus sympathiques par bandes et îlots indépendamment des vaisseaux, en plein tissu conjonctif, soit dans le voisinage des glandes sébacées du mamelon, soit dans celui des acini glandulaires de la mamelle.

Des filets nerveux issus de ces plexus prennent nettement contact avec les cellules glandulaires sébacées et mammaires. Ce système apparaît donc comme conduisant non seulement des excitations vaso-motrices, mais aussi les influx nerveux pour la fonction sécrétoire cellulaire.

Indépendamment de ce système, la méthode argentique montre aussi la présence de nombreux filets nerveux dont la structure et la disposition sont toutes différentes du précédent. D'une manière générale, ils sont lisses et dirigés perpendiculairement ou en éventail vers la peau, l'aréole et le mamelon. Ils se divisent souvent sur leur trajet et fournissent parfois — et même toujours à une certaine distance de l'épiderme — un véritable bouquet de fibrilles qui y pénètrent et se terminent là entre les cellules épithéliales par des épaississements de forme assez variable.

Il s'agit là vraisemblablement des prolongements protoplasmiques des nerfs sensitifs dont les neurones se trouvent dans les ganglions spinaux. Ils transmettent aux centres cérébro-spinaux les excitations sensitives exercées par la succion du nourrisson sur le mamelon. A ces excitations superficielles succèdent selon toute probabilité des réponses vaso-motrices glandulaires et musculaires. L'extrême sensibilité du mamelon pendant la sécrétion lactée résulte évidemment de la présence de filets terminaux spéciaux dans la couche profonde de l'épiderme, qu'une simple desquamation met à nu.

Vaisseaux. — Dans le mamelon, on voit de belles anses vasculaires pénétrer dans les papilles du derme et fournir de petites branches délicates jusque dans la couche profonde de l'épiderme. Ces vaisseaux ne sont cependant pas suffisamment nombreux ni importants pour jouer un rôle dans l'érection, mais seulement dans la turgescence du mamelon : l'érection paraît résulter exclusivement de la contraction des faisceaux musculaires lisses du mamelon.

Dans les lobes de la glande mammaire, l'arborisation vasculaire atteint une richesse extraordinaire. Les injections colorées au carmin montrent, entre autres choses intéressantes, que l'artère principale de chaque lobe se trouve toujours parallèle au conduit galactophore de ce même lobe, qu'elle se divise alors un certain nombre de fois et que ses branches s'épanouissent brusquement en de nombreux capillaires à parois uniquement endothéliales s'appuyant sur la membrane anhiste des acini glandulaires. La circulation de retour suit un trajet inverse et les veines voyagent toujours dans le tissu conjonctif périlobulaire.

Il existe autour de chaque acinus ou alvéole mammaire

une véritable corbeille vasculaire d'une extrême minceur de parois et d'une très grande élasticité. Il en résulte que la surface endosmotique utile est en raison directe du gonflement des acini glandulaires. Si l'on examine dans son ensemble une coupe de mamelle injectée on constate que les régions de la glande qui sont gorgées de lait sont dans un état d'ischémie manifeste due à l'excès de pression intra-alvéolaire, et qu'il en résulte une congestion utile pour les autres régions en voie d'élaboration glandulaire compensatrice.

On trouve chez la chienne, à la base de la mamelle, une disposition anatomique non signalée chez la femme et intéressant la circulation veineuse : c'est la pénétration en pleine mamelle de gros faisceaux musculaires venant des pectoraux et englobant les troncs veineux principaux. Nul doute que les mouvements des pectoraux n'exercent sur ces vaisseaux une action musculaire renforçante et n'activent la circulation de retour.

Description des acini. Fonction glandulaire. — Puisant dans le sang en circulation autour des acini les matériaux nécessaires à l'élaboration du lait, les cellules qui tapissent les alvéoles passent par une série de stades qui assurent la formation du lait et leur propre conservation.

En dehors de la période de lactation, les alvéoles glandulaires sont petites, presque sphériques, tapissées de cellules cubiques à gros noyau, et reposent, par l'intermédiaire d'une membrane anhiste propre, sur l'endothélium des capillaires qui l'entourent.

Au début de la lactation ces cellules entrent en division mitosique : une partie des cellules restent toujours à la périphérie, les autres vont remplir l'alvéole, qui bientôt est complètement bondée de cellules grâce à une karyocinèse très active et rapide.

L'alvéole étant remplie, il se produit un gonflement considérable de toutes les cellules centrales, ce qui amène un peu d'aplatissement des cellules mères à la périphérie. A ce moment commence aussi l'élaboration de la graisse. Le protoplasma cellulaire pâlit, prend moins les matières colorantes, il devient granuleux et s'infiltre de gouttelettes graisseuses d'abord très fines, puis plus volumineuses qui déforment même les cellules. Le noyau pâlit; même à ce stade il prolifère encore et commence une mitose qu'il n'achèvera pas. Les limites cellulaires disparaissent, une partie du protoplasma se liquéfie, subit sans doute des transformations chimiques qui donnent naissance à la caséine, aux sels et, sous l'influence de ferments saccharigènes, au sucre de lait.

A ce stade, la masse qui remplit l'alvéole ne présente plus les caractères d'un tissu anatomique cellulaire : c'est déjà du lait et cependant il renferme encore beaucoup de noyaux dont quelques-uns en voie de division.

A un stade plus avancé, la masse s'est divisée en deux parties : l'une, la graisse, nettement distincte par ses caractères et sa réfringence; et l'autre, la partie albumineuse, qui se colore encore légèrement. Elle ne présente plus qu'une rangée de cellules aplaties à la face interne de l'alvéole mammaire.

L'écoulement de l'alvéole a lieu vers les canaux galactophores : l'alvéole s'affaisse, les cellules aplaties vont augmenter de volume, redevenir cubiques et recommencer le cycle.

Il est donc visible que chez le mammifère étudié, la sécrétion lactée n'est pas une simple transsudation avec modification des produits filtrés dans le sang à travers un épithélium spécifique.

Ce n'est pas non plus une sécrétion élaborée au sein l'une rangée de cellules fixes avec conservation du noyau et d'une partie du protoplasma (glandes mérocrines).

Le lait peut être considéré comme un tissu de prolifération cellulaire dont les limites cellulaires auraient disparu et dont le cythoplasme et le karyoplasme ont subi des transformations spécifiques propres à l'épithélium mammaire. C'est le résultat d'une sécrétion holocrine, suivant la classification de Ranvier.

Le lait est donc un véritable tissu vivant destiné par la nature à passer directement de l'organisme de la mère à celui de l'enfant. Nous venons de voir, en étudiant l'anatomie et la physiologie de la glande mammaire, l'importance de l'action nerveuse réflexe sur la sécrétion. Or, ce réflexe, il a pour point de départ unique la succion exercée par la bouche de l'enfant sur le mamelon maternel. Plus les succions seront répétées et vigoureuses, plus la glande excitée travaillera et sécrétera.

Suivant l'expression si vraie pour tous les organes en général, dans ce cas particulier de la glande mammaire, c'est la fonction qui fait l'organe.

Voyons au point de vue pratique et clinique les résultats que l'on est en droit d'espérer et que l'on obtient souvent en réalité par l'éducation, l'entraînement, pourrions-nous dire, de la glande mammaire, soit qu'elle sécrète insuffisamment, soit qu'elle ne sécrète plus ou qu'elle n'ait pas encore sécrété.

ÉTUDE CLINIQUE

La quantité de lait sécrétée par la glande mammaire varie beaucoup d'une femme à l'autre. Dans une certaine mesure, ces différences doivent être considérées comme physiologiques, mais parfois elles prennent assez d'importance pour constituer de véritables anomalies. Souvent alors, mais non pas toujours, il est possible de les rattacher à un état pathologique déterminé.

Il existe des femmes chez lesquelles le lait manque ou n'est sécrété qu'en très petite quantité. On donne à cette anomalie le nom d'agalactie ou plus exactement, croyons-nous, d'hypogalactie, car les femmes qui n'ont absolument pas de lait sont tellement rares que le terme agalactie nous paraît un peu excessif.

Cette hypogalactie est primitive ou secondaire, c'est-à-dire qu'elle se manifeste soit aussitôt après l'accouchement, soit au cours de l'allaitement.

L'hypogalactie primitive résulte le plus souvent d'un défaut de développement de la glande mammaire ou d'une atrophie de cet organe au milieu d'un tissu adipeux abondant.

L'hypogalactie secondaire est souvent due aux mêmes causes : elle se manifeste alors après six semaines ou deux mois d'allaitement ; d'autres fois, elle se produit à une époque quelconque, quelquefois très tôt, en plein allaitement, et comme résultat de maladies aiguës ou chroniques et surtout de troubles résultant soit de l'enfant, soit de la mère.

Du côté de l'enfant, nous signalerons les faits assez fréquents de nourrissons gros, vigoureux, bien portants et bien conformés, mais paresseux, dormant sans cesse, ne voulant pas prendre le sein, au grand désespoir de la famille et du médecin. Cet état, assez difficile à expliquer et fort embarrassant, paraîtrait parfois lié à la réplétion de l'intestin, et à la suite de l'administration d'un léger purgatif on a vu ces enfants se mettre à téter.

D'autres enfants présentent aux lèvres, dans la cavité buccale, des aphtes rendant la succion très douloureuse, et refusent le sein. Un traitement approprié triomphera de cet accident, en général passager.

Autrement graves et durables sont les vices de conformation que les nouveau-nés présentent parfois du côté des lèvres, de la langue, du palais, le bec-de-lièvre en particulier, qui mettent l'enfant dans l'impossibilité absolue de téter. Dans ces cas, la seule chose à faire est d'instituer d'emblée et définitivement l'allaitement artificiel. On a signalé en dehors de ces malformations congénitales quelques cas de tumeurs sublinguales et aussi des cas de paralysie des lèvres due à la compression des branches du forceps, troubles passagers n'empêchant que pendant quelques jours les mouvements de succion.

Enfin la brièveté du frein de la langue, à laquelle le préjugé populaire attache encore de nos jours une si grosse importance, est une disposition rare et qui n'empêche nullement l'enfant de téter.

Tels sont les obstacles principaux s'opposant à la succion de la part de l'enfant et dont le résultat presque constant est l'absence de lait dans les seins maternels en quantité suffisante pour le nouveau-né.

Du côté de la mère les obstacles s'opposant à la succion régulière et efficace sont d'une grande importance aussi.

Un assez grand nombre de femmes présentent de la brièveté du mamelon, brièveté qui rend la préhension et la succion très difficiles de la part de l'enfant, impossibles parfois dans les cas de mamelons ombiliqués. On a recours dans ces cas au bout de sein artificiel ou à la téterelle que la mère amorce elle-même car l'enfant n'est pas assez vigoureux pour cela. Pour arriver à allonger le mamelon, quelques femmes se font téter par un enfant plus âgé que le leur ou par un jeune chien de forte race dont on enveloppe les pattes avec du linge afin qu'il ne griffe pas la peau des seins. Ces moyens utiles amènent souvent des gerçures et des crevasses du mamelon.

Ces deux accidents sont des plus fréquents chez les femmes qui allaitent; ils sont aussi une des causes les plus fréquentes de la diminution du lait dans les seins.

Au point de vue de leur étiologie, il faut citer avant tout le séjour trop prolongé de l'enfant au sein, soit que la mère ait peu de lait, soit que l'enfant soit paresseux et mette longtemps à prendre une petite quantité, soit encore que l'enfant mâchonne avec force, qu'il ait la bouche dure.

La douleur produite par les crevasses est parfois telle que les femmes les plus courageuses sont obligées de renoncer à donner le sein.

Dans un assez grand nombre de cas, ces lésions sont le point de départ de lymphangite qui peut aboutir à la galactophorite et à l'abcès du sein, affections dont le résultat est aussi d'interrompre momentanément le plus souvent, mais parfois définitivement la sécrétion lactée. Néanmoins, dans quelques cas, les femmes continuent à nourrir du sein malade qui donne du lait en quantité moindre et dans lequel le lait finit par disparaître, tandis que le sein non malade fonctionnant seul, arrive parfois à donner assez de lait pour, à lui seul, nourrir l'enfant.

Les émotions morales enfin, ont pu être la cause de l'hypogalactie. Le lait est surtout troublé, dans ces cas, dans sa qualité. On a vu le lait disparaître tout à coup par la peur, la honte, la brusque nouvelle d'un événement malheureux. Mais ces suppressions brusques de la sécrétion lactée ne sont généralement pas définitives, en sorte qu'au bout de quelques heures ou de quelques jours, l'allaitement reprend son cours.

Telles sont les causes scientifiques de l'hypogalactie qui, nous l'avons vu, est très rarement primitive. Elles prouvent d'une façon évidente qu'il existe très peu de femmes ne pouvant pas nourrir de par l'absence totale de lait. Or, combien de femmes ne nourrissent pas pour la seule raison qu'elles se croient d'une santé trop faible et surtout parce qu'elles craignent de ne pas avoir dans leurs seins suffisamment de lait pour nourrir leur enfant !

Nous lisons dans la *Médecine moderne* du mois de mars 1901, un article publié par le journal *Le Temps*, et signé de M. Brieux l'auteur des « Remplaçantes ». Dans cet article, M. Brieux fait connaître quelques-unes des réponses à lui faites par des accoucheurs et des médecins auxquels il avait demandé leur opinion sur les causes qui empêchent les femmes de nourrir :

« L'objection, dit M. Brieux, qui a été faite le plus « souvent à la thèse que je défends dans les « Rempla-

« çantes » est celle-ci : Sans doute il vaudrait mieux que « toute mère allaitât son enfant, mais les femmes du « monde sont trop faibles et, très souvent, il leur est « impossible d'accomplir ce devoir. »

M. le professeur Budin répond :

60 % des enfants de la consultation des nourrissons sont allaités au sein.

34 % prenaient dans le sein de leur mère tout ce qu'il était capable de produire.

6 % seulement avaient été mis à l'allaitement artificiel

et ces chiffres portent sur des enfants nés à l'hôpital et qui venaient suivre notre consultation jusqu'à l'âge de deux ans.

Quant aux autres parisiennes, les résultats seraient probablement à peu près les mêmes si elles voulaient allaiter.

M. Ribemont-Dessaignes de son côté écrit :

« La thèse que vous soutenez est juste et exacte scientifiquement. Sur 100 femmes qui ne nourrissent pas, il en est bien 90 qui le pourraient faire si elles le voulaient. Je crois être généreux en évaluant à 10 % le chiffre des mères qui ne peuvent ou ne doivent pas allaiter. »

M. Porak n'est pas moins net :

« Le plus souvent, dit-il, la mère peut nourrir. L'absence de sécrétion lactée (agalactie) est extrêmement rare je ne suis pas certain de l'avoir rencontrée. L'insuffisance par contre (hypogalactie) est assez commune. Mais l'organe se développe par l'exercice. Combien ai-je vu de mères, mauvaises nourrices au début, devenir des nourrices suffisantes, excellentes même avec le temps. Mais pour cela, il faut que la mère ait le courage, la volonté, la foi. Dans ces conditions, j'ai vu le succès couronner des efforts que j'étais disposé au début considérer comme superflus.

M. Baudron écrit :

« Tout d'abord je tiens à protester contre la légende si enracinée dans le public qu'il existe quantité de femmes saines et bien portantes qui n'ont pas de lait. Pour ma part, je n'en ai jamais rencontré. Toute femme bien portante qui veut allaiter a du lait. Il suffit qu'elle le veuille et qu'elle y persévère. »

M. Champetier de Ribes enfin répond en ces termes :

« Les femmes qui peuvent allaiter leur enfant sans difficulté forment la très grande majorité. Parmi les autres, la plupart réussissent quand elles sont disposées à surmonter les difficultés et quelquefois à supporter des douleurs plus ou moins vives, quand elles sont décidées à s'acharner avec une patience qui a besoin parfois d'être longtemps prolongée. »

Des opinions de maîtres si autorisés dans la matière prouvent donc bien que l'on devra toujours tenter d'augmenter la sécrétion lactée dans des seins à débit insuffisant. Nous aurons l'occasion de citer plus loin des cas très intéressants de retour et d'établissement tardif de la sécrétion lactée, obtenus par l'excitation de la glande mammaire par la succion vigoureuse et régulière de gros enfants.

De tous les excitants, c'est en effet la succion qui donne les résultats les plus évidents.

Les irritants appliqués sur la peau des seins auraient produit le même résultat.

Dans notre pays, pour faire revenir le lait, on a recommandé l'application sur les seins de cataplasmes chauds de feuilles de ricin, de mercuriale, de pimprenelle, préparations dont l'efficacité est loin d'être démontrée.

La faradisation des mamelles, répétée matin et soir pendant un quart d'heure environ à chaque séance, a réussi entre les mains de plusieurs médecins. Mais de tous ces moyens, nous le répétons, c'est la succion énergique et régulière qui donne les meilleurs résultats.

Nous avons indiqué dans notre chapitre d'anatomie et de physiologie l'importance de ce réflexe, dont le point de départ sont les filets nerveux du mamelon, et son effet sur l'augmentation de la fonction glandulaire. Nous n'aurons donc pas besoin de nous étendre longuement sur l'exposé de la conduite à tenir lorsque l'on tente d'augmenter, de faire revenir ou d'établir tardivement la sécrétion lactée. Aussi bien, dans les observations que l'on lira au chapitre suivant, la marche à suivre se trouve exposée de façon assez complète pour que nous n'insistions pas ici, de peur de nous répéter.

La pratique, du reste, est unique, qu'il s'agisse de l'un ou de l'autre des différents cas que nous envisageons dans ce travail : Mettre au sein de la mère — lorsque son propre enfant est incapable de le faire à lui tout seul — un enfant gros et vigoureux qui tétera régulièrement toutes les deux heures et dont les succions énergiques et régulières exciteront le travail de la glande. Prendre des soins d'antisepsie rigoureux ; éviter la trop grande fatigue du mamelon de crainte des gerçures et des crevasses, accidents fréquents qui compromettent ou retardent le résultat cherché. Obtenir de la mère, par la persuasion, une patience et une persévérance souvent fort pénibles, nous le reconnaissons, mais dont dépend le succès, et que nous considérons comme d'autant plus utile et louable que la vie d'un enfant en dépend souvent.

nous voulons en effet faire une courte allusion, en terminant ce chapitre, à l'alimentation des enfants débiles si remplie souvent de difficultés, si délicate lorsqu'à tort on institue pour ces faibles êtres l'allaitement artificiel.

Le débile doit être nourri par sa mère. Mais il est incapable en général de la téter, car la force lui manque pour tirer du sein maternel un lait qui ne vient que difficilement et en trop petite quantité. On commencera donc par donner au nouveau-né débile une nourrice dans les seins de laquelle le lait vient facilement et abondamment. Pendant ce temps on fera téter la mère par un gros enfant qui, par des succions énergiques, fera monter le lait dans ses seins. Au bout d'un certain temps, le débile s'étant fortifié et d'autre part le lait coulant facilement dans les seins de sa mère, on lui fera prendre le sein maternel et en quelques jours, huit ou dix en général, on aura obtenu le résultat que l'on cherchait.

Nous n'avons envisagé jusqu'ici que la marche à suivre à l'hôpital, car c'est la seule source presque toujours où nous puisons nos observations. Que conseillons-nous donc pour la clientèle de la ville ? Ici sans doute l'on se heurte à de grosses difficultés de tout genre, difficultés sociales ou morales. Le devoir du médecin dans les cas qui nous occupent sera très net. Il devra conseiller avec insistance, dans le cas où la mère aura décidé de prendre une nourrice mercenaire, que cette nourrice amène avec elle son enfant; sinon son lait diminuera et elle se trouvera bientôt incapable de remplir sa tâche.

Pour les familles dans lesquelles naîtra un enfant débile, il sera tout aussi important de prendre la nourrice avec son propre enfant, surtout si la mère a le grand désir de nourrir. Dans ces conditions, l'enfant de la nourrice, fort, vigoureux, tétera la jeune mère et fera monter dans les seins le lait que le débile est incapable d'y faire monter. Pendant ce temps la nourrice donnera son lait à l'enfant débile qui le prendra facilement, et bientôt la mère sera en état de nourrir elle-même son enfant.

OBSERVATIONS

OBSERVATION I (M. le Pr *Budin*).

Il s'agit d'un fait observé en 1888. L'enfant en venant au monde

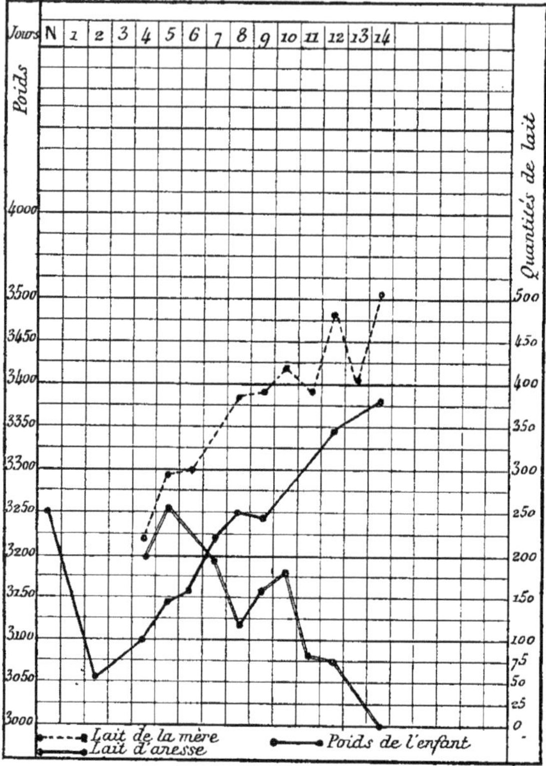

Fig. 1.

pesait 3.250 grammes. Deux jours plus tard, il était tombé à 3.060 grammes. Sa mère, le 4e jour, ne lui donna que 218 grammes de lait. La sécrétion lactée était insuffisante, on dut compléter avec 202 grammes de lait d'ânesse (voyez fig. 1).

Pendant les jours qui suivirent, la quantité de lait fournie par les seins s'éleva peu à peu jusqu'à atteindre 504 grammes. Après avoir donné 202, puis 258 grammes de lait d'ânesse, on put en diminuer progressivement la quantité, si bien que le 14e jour on n'eut plus besoin d'en faire prendre ; l'enfant était alors exclusivement allaité au sein. L'allaitement mixte avait permis d'attendre l'établissement complet de la sécrétion lactée.

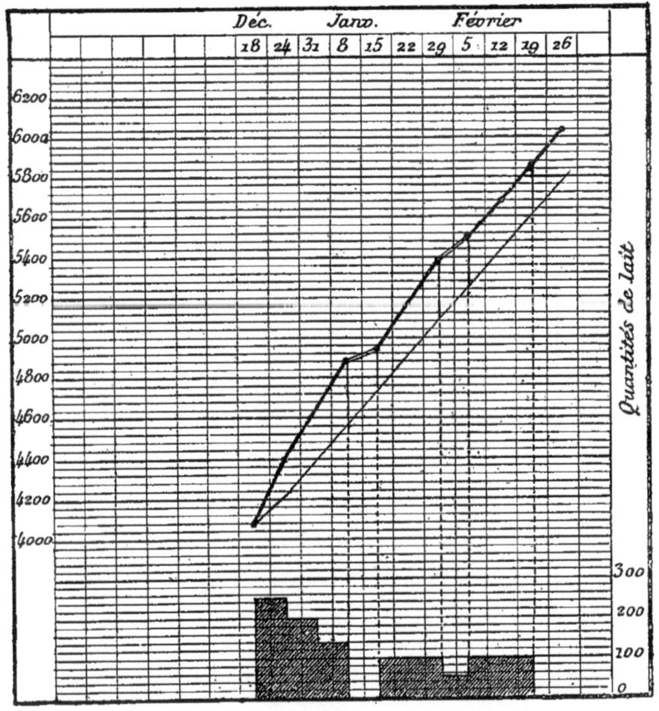

Fig. 2.

Observation II (M. le Pr *Budin*).

La nommée X... accouche le 14 novembre 1897 ; elle est envoyée le 11 décembre à l'asile de convalescence Ledru-Rollin. Elle avait eu de la lymphangite mammaire et ne donnait à téter que d'un côté.

Le 18 décembre, l'enfant amené à notre consultation pesait 4.070 grammes ; on lui donna 250 grammes de lait stérilisé par jour (voyez fig. 2).

La semaine suivante, comme il avait augmenté beaucoup, on ne lui en donna que 200 grammes et une semaine plus tard que 140 grammes par jour. On voulut alors supprimer complètement le lait de vache, l'enfant ne s'accrut pas assez ; on en revint à administrer 100 grammes de lait stérilisé et, après quelques semaines, on parvint à ne plus rien lui donner : il fut nourri exclusivement au sein.

Observation III (M. le Pr *Budin*).

La nommée C... accouche à la Clinique Tarnier le 3 juin 1900. L'enfant pesait 3.600 grammes. Il diminua d'abord en deux jours de 400 grammes, puis il augmenta assez régulièrement. Il avait atteint 3.510 gramme lorsque de la lymphangite du sein droit survint chez la mère ; il tomba à 3.350 grammes. Le jour de sa sortie de la Clinique, le 23 juin, il avait regagné 3.500 grammes (voyez fig. 3).

Comme le sein gauche seul fournissait du lait, on donna chaque jour pour l'enfant 250 grammes de lait de vache digéré, en recommandant bien à la mère de mettre quand même l'enfant au sein droit qui avait été malade.

Le 29 juin le poids n'était plus que de 3.470 grammes, il y avait donc eu une diminution de 30 grammes.

La quantité de lait donnée était insuffisante ; on accorda 300 grammes de lait digéré.

Le 6 juillet, l'enfant avait augmenté de 400 grammes dans la semaine, c'est-à-dire de 57 grammes par jour.

On ne donna plus que 250 grammes de lait digéré.

Le 13 juillet, l'enfant avait augmenté de 210 grammes, c'est-à-dire de 30 grammes par jour. On ne donna plus que 200 grammes de lait digéré.

On alla ainsi en diminuant, car la mère fournissait de plus en plus de lait, et à la date du 3 août 1900, l'enfant ayant atteint le poids de 4.840 grammes, on supprima le lait digéré et on ne lui donna plus que les seins maternels, qui contenaient assez de lait pour le nourrir seuls.

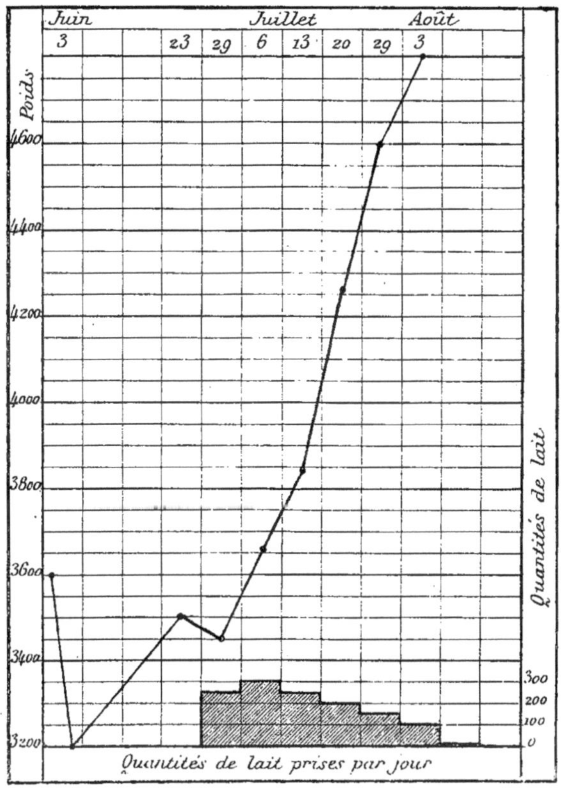

Fig. 3.

OBSERVATION IV (M. le Pr *Budin*).

Il s'agit d'une femme qui accoucha à la Charité d'un enfant débile pesant 2.075 grammes (voyez fig. 4).

Comme il ne pouvait téter, il fut d'abord nourri artificiellement : il pesait 1.950 grammes lorsque la mère voulut absolument quitter l'hôpital. On lui donna du lait stérilisé, tout en recommandant à la mère de continuer à le mettre au sein ou de lui faire couler son lait dans la bouche.

Pendant toute une semaine il ne reçut que du lait de vache, puis, la mère suivant scrupuleusement nos conseils, à l'allaitement artificiel succéda l'allaitement mixte.

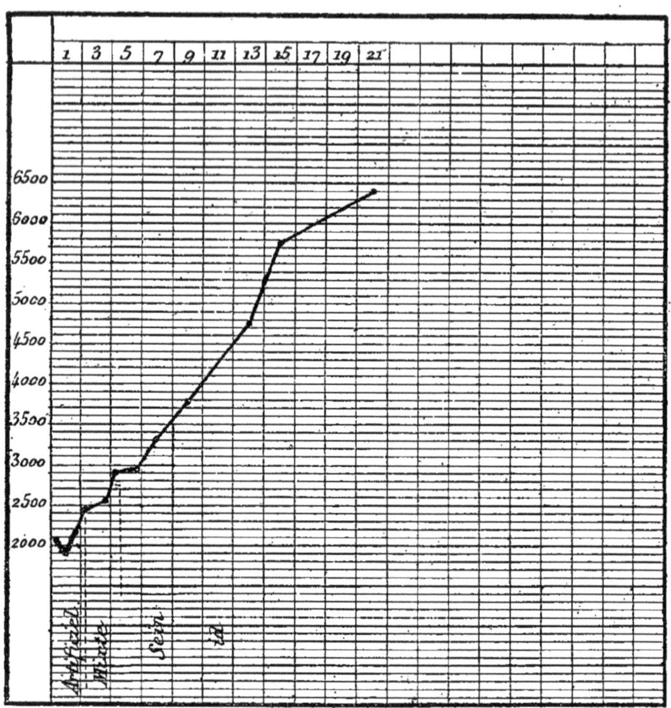

Fig. 4.

Deux semaines plus tard l'enfant ne fut plus nourri qu'au sein et sa courbe, qui était au-dessous de sa normale, la regagna et la dépassa.

Observation V (Consultation des nourrissons).

La nommée L... est accouchée à la Clinique Tarnier, le 20 février 1900, d'un enfant pesant 3.230 grammes.

Il sort de la Clinique le 2 mars, pesant 3.400 grammes, et vient suivre la consultation des nourrissons.

Le 9 mars il pèse 3.430 grammes; il n'a augmenté que de 30 grammes dans la semaine, soit 4 gr. 2 par jour.

Le 16 mars, on fait venir la mère et l'enfant pour se rendre compte si la mère a assez de lait et si l'enfant prend suffisamment. On trouve comme résultat que l'enfant prend 40 grammes de lait en 8 minutes. Il pèse à cette date 3.570 grammes.

Le 30 mars, l'enfant pèse 3.720 grammes; il a augmenté de 60 grammes en une semaine, soit 8 gr. 5 par jour.

Le 6 avril, il pèse 3.680 grammes : il a donc diminué de 40 grammes. On constate alors que la mère n'a pas suffisamment de lait. On lui donne 50 grammes de lait stérilisé, en lui recommandant de continuer à mettre régulièrement l'enfant au sein.

Le 9 avril l'enfant pèse 3.770 grammes.
Le 15 — il a eu un peu de diarrhée et a diminué de 10 grammes.
Le 16 — il pèse 3.820 grammes.
Le 20 — — 4.020 — augmentation de 270 grammes.
Le 27 — — 4.230 — — 210 —
Le 4 mai — 4.400 grammes.

Mais la mère n'a toujours pas assez de lait et elle avoue qu'elle a acheté du lait en ville depuis le 20 avril. On lui ordonne de n'en plus rien faire et pour compléter l'alimentation insuffisante de l'enfant, on lui donne 150 grammes de lait stérilisé. L'enfant continue à téter le sein.

Le 25 mai, on ne donne que 100 grammes de lait stérilisé.
Le 8 juin — 50 — — —

Enfin, le 15 juin, le lait était monté en quantité suffisante dans les seins maternels pour l'enfant qui pèse alors 5.810 grammes; on supprime le lait stérilisé, la mère nourrit uniquement son enfant avec son lait : le poids augmente régulièrement chaque semaine.

Observation VI (Consultation des nourrissons).

La nommée Su... accouche le 17 mai 1900, à la Clinique Tarnier, d'un enfant du poids de 4.225 grammes, pesant à sa sortie le 29 mai, 4.290 grammes.

La mère le nourrit au sein, mais elle n'a pas, lorsqu'elle quitte la clinique, suffisamment de lait pour nourrir seule. On lui donne 150 grammes de lait peptonisé.

Elle revient à la consultation des nourrissons pour la première fois le 15 juin.

Elle n'a toujours qu'une quantité insuffisante de lait dans les seins et elle raconte qu'elle a acheté du lait chez un laitier, de façon qu'elle donnait par jour à son enfant — en plus du sein — un litre de lait auquel elle ajoutait un demi-litre d'eau pour le couper.

L'enfant pèse à cette époque 5 140 grammes, il a donc augmenté de 50 grammes par jour. Malgré cette trop grande abondance de nourriture et cette énorme augmentation, il a eu peu d'accidents du côté du tube digestif, mais son ventre est gros.

On défend absolument à la mère d'acheter du lait au dehors et on lui recommande de mettre régulièrement l'enfant au sein, et pour l'aider, on lui donne 250 grammes de lait peptonisé.

Le 20 juin, l'enfant pèse 5.010 grammes.

Le 22 juin, on donne 6 bouteilles de 50 grammes (300 grammes), l'enfant pèse 5.060 grammes.

Mais, trois jours plus tard, les selles deviennent vertes, il vomit et diminue de poids, il tombe à 4.730 grammes ; sur le conseil de M. Budin, la mère entre à la clinique avec son enfant; on le soigne, on le guérit, et le 6 juillet il sort en bon état pesant 4.850 grammes.

Le 8, il revient à la consultation. Il prend à ce moment le sein et, en plus, 200 grammes de lait stérilisé. Il pèse 4.890 grammes. La diarrhée verte est un peu revenue.

Le 13, la diarrhée a cessé, l'enfant pèse 4.970 grammes, il a donc augmenté de 120 grammes.

Le 20 juillet, la diarrhée verte reparaît, le poids est de 5.110 grammes : augmentation de 140 grammes, soit 20 grammes par jour.

Le 27 juillet, l'enfant va bien : poids 5.200 grammes.

Le 3 août, poids 5.600 grammes, augmentation de 400 grammes, soit 57 grammes par jour. Le lait de la mère étant monté en quantité assez abondante, l'enfant prend trop. On ne lui donne en plus du sein que 100 grammes de lait stérilisé.

Il continue, à partir de ce moment, à augmenter très régulièrement sans troubles digestifs. Le lait devient de plus en plus abondant dans les seins de la mère, et le 14 septembre, l'enfant pèse 6.920 grammes.

On supprime l'allaitement mixte : la mère le nourrit seule au sein et il va aussi bien que possible.

Observation VII (Consultation des nourrissons).

La nommée Sa... accouche le 18 décembre 1900, à la Clinique Tarnier, d'un enfant pesant à sa naissance 3.120 grammes et à sa sortie 3.025 grammes, n'ayant donc pas atteint son poids initial. La mère veut quitter la clinique malgré la quantité insuffisante du lait dans ses seins pour nourrir son enfant.

Le 4 janvier 1901, elle amène son enfant à la consultation.

Il pèse alors 2.990 grammes, il a perdu 35 grammes et comme le lait est peu abondant dans les seins de la mère, on lui donne 100 grammes de lait stérilisé à la clinique.

Le 11 janvier l'enfant pèse 3.310 grammes, il a augmenté de 320 grammes. On supprima une bouteille de 50 grammes de lait stérilisé.

Le 18 janvier, poids 3.430 : augmentation de 17 grammes par jour ; le lait de la mère a augmenté en assez grande quantité pour que, le 25 janvier, on supprime l'allaitement mixte. A cette date l'enfant pèse 3.880 grammes ; il a augmenté de 450 grammes en une semaine, soit 64 gr. 2 par jour.

La mère continue, à partir de ce moment, à le nourrir uniquement au sein.

Observation VIII (M. le Pr *Budin*).

La nommée Louise D..., primipare, accouche, le 2 juin 1900, de 2 jumeaux : l'un Louis pesait 2.420 grammes, l'autre Charles plus petit pesait 2.110 grammes (voyez fig. 5).

La mère nourrit le premier, elle lui donna :

Le 5 juin	80	grammes
6 —	280	—
7 —	385	—
8 —	375	—
9 —	415	—

Le second enfant prenait le sein d'une nourrice. On le mit bien-

Juin
Juin
2 3 4 5 6 7 8 9 10 12 14 16 18 20 22
2 3 4 5 6 7 8 9 10 12 14 16 18 20 22
2900
2800
2700
2600
2500
2400
2300
2200
2100
2000
1900
Quantités de lait
700
600
500
400
300
200
100
Éd. Oberlin, Gr.

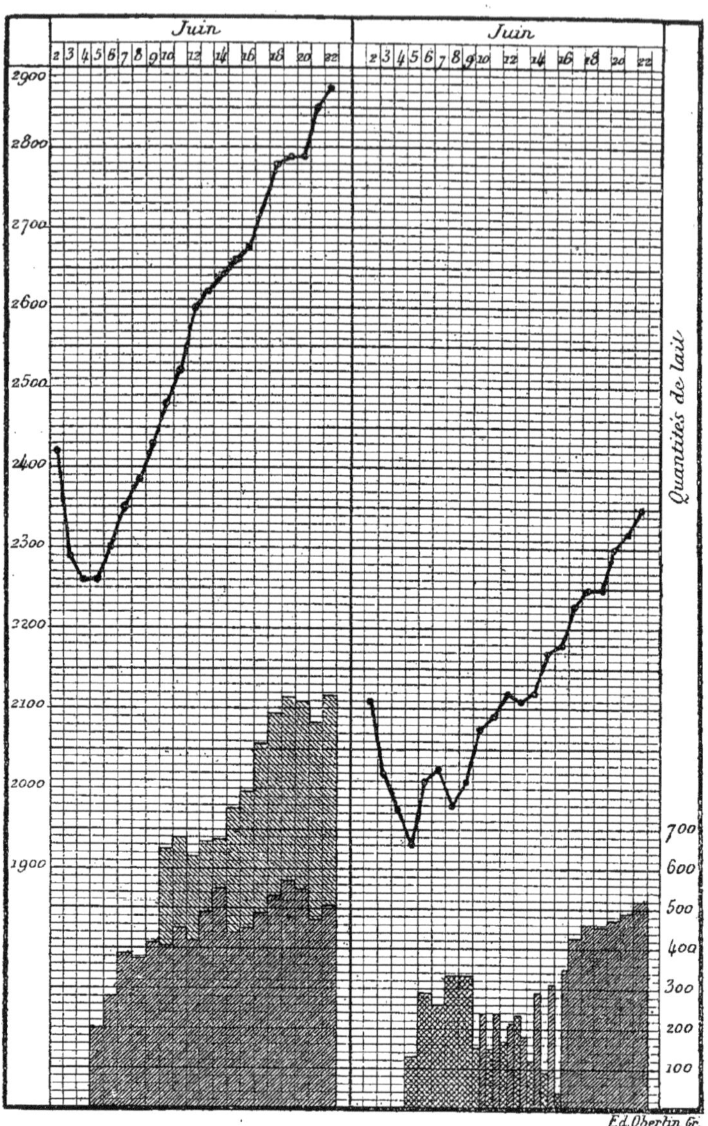

Fig. 5.

tôt au sein de sa mère qui lui donna du lait en même temps qu'à son frère.

Elle lui donna :

Le 10 juin .... 235 grammes
15 — .... 310 —

On vit la quantité totale de lait fournie par cette femme arriver au chiffre de 930 grammes.

Depuis 6 jours, elle nourrissait seule ses deux enfants, lorsqu'elle quitta la clinique.

Observation IX (Personnelle).

Marie P..., secondipare, accouche le 7 mars 1901, à la Clinique Tarnier, d'un enfant à terme du sexe féminin, pesant 3.500 grammes.

Application de forceps pour défaut de flexion et de rotation de la tête (promontoire accessible élevé).

Les suites de couches sont normales. La sécrétion lactée s'établit le troisième jour après l'accouchement. La mère, très désireuse de nourrir elle-même son enfant, le met régulièrement au sein toutes les deux heures. Mais l'enfant, quoique vigoureux, tète très mal : il est paresseux, n'exerce pas de mouvements de succion et, lorsque après les tétées on le pèse, on s'aperçoit qu'il n'a rien pris. Pendant quelques jours, le lait de la mère n'augmente pas et même diminue. L'enfant est nourri par une nourrice dont le lait coule très facilement. La mère cependant est toujours désireuse de nourir elle-même son enfant, on stimule celui-ci au moment des tétées. Mais il y a très peu de lait dans les seins de sa mère. Le 12 mars elle ne donne que 10 grammes.

14 mars 110 grammes.
15 — 60 —
16 — 50 —
17 — 50 —

Le 18, sur le conseil de M. le Pr Budin, on fait téter la mère par son propre enfant, et par un autre enfant vigoureux et tétant bien.

Le résultat ne se fait pas attendre et dès le premier jour la mère donne 100 grammes de lait à son enfant et 90 grammes à l'autre enfant.

Le 19 mars	90	grammes à son enfant et		170	à un autre enfant
20 —	160	—		200	
21 —	230	—		60	
22 —	180	—		230	

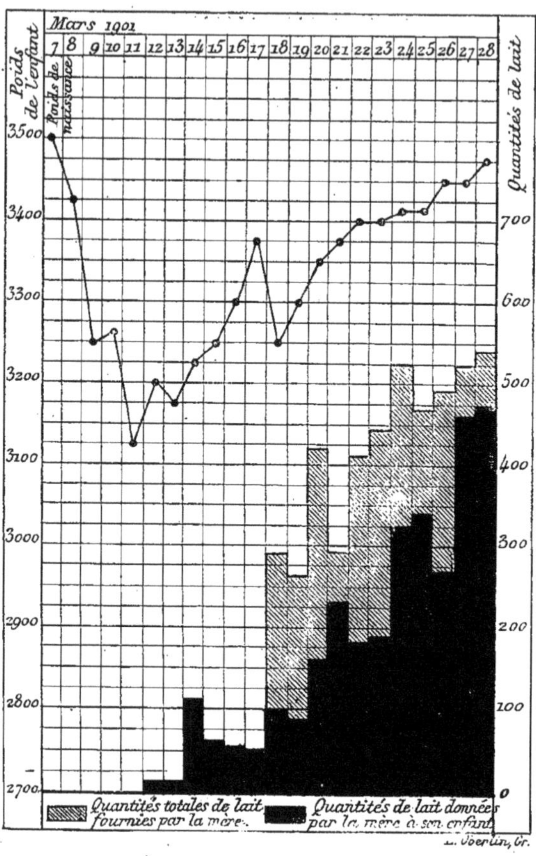

Fig. 6.

Le 23 mars	185	grammes à son enfant	et	260	à un autre enfant
24 —	325	—	—	200	
25 —	340	—	—	130	
26 —	270	—	—	220	
27 —	465	—	—	60	

Le 28 mars, on ne lui met plus que son propre enfant au sein et elle le nourrit seule, lui donnant 540 grammes de lait quantité suffisante pour un enfant âgé de onze jours.

L'enfant qui de 3.500 grammes poids de naissance était tombé à 3.100 grammes augmente régulièrement. A sa sortie de l'hôpital, il a repris son poids primitifs.

La mère sort avec lui, ayant dans les seins du lait en quantité suffisante pour le nourrir seule.

Observation X (M. le Pr *Budin*).

La nommée Den.... accoucha à la Clinique Tarnier le 26 juillet 1899 d'un enfant qui pesait 2.820 grammes.

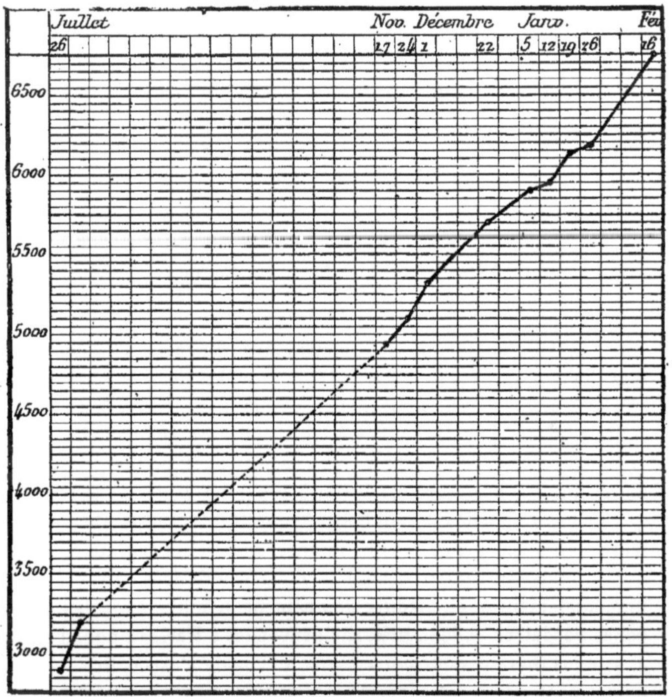

Fig. 7.

Quand elle quitta l'hôpital le 6 août, il avait atteint le poids de

3.200 grammes. La mère continua à nourrir son enfant chez elle pendant six semaines, puis l'envoya en nourrice en province. Afin de bien faire passer son lait, elle se purgea deux fois. Sept jours plus tard, elle apprit que son bébé était très malade et atteint de diarrhée grave.

Elle prit aussitôt le train, courut chez la nourrice, s'y installa, soigna elle-même son enfant et, malgré qu'elle n'ait plus de lait dans ses seins, se fit téter.

Elle resta à la campagne jusqu'au 15 octobre, payant par jour deux francs pour son séjour. Son enfant allant tout à fait bien, elle rentra à Paris. Le lait était revenu dans ses seins et elle le nourrissait seule.

La mère vint nous le présenter le 17 novembre, et nous demander des conseils. Son enfant pesait alors 4.940 grammes.

Elle suivit notre consultation pendant quelque temps. On peut voir sur la figure ci-jointe que la courbe du bébé fut alors très belle. Le 23 février, âgé de 7 mois, il pesait 6.970 grammes. Il ne prenait que le lait de sa mère. Nous avions donc assisté à un cas de retour de la sécrétion lactée après une interruption de huit jours environ.

Observation XI (présentée par M. le Pr *Budin* au Congrès international de médecine, août 1900).

Il s'agit d'une femme C..., primipare, qui accoucha chez une sage-femme agréée, le 3 avril 1900. Comme l'enfant était débile (2.250 grammes) et ne pouvait prendre le sein, la sage-femme conseilla à la mère de le confier à une nourrice au sein. On en fit venir une du bureau qui emporta l'enfant. Quelque temps après, la mère inquiète écrivit au maire du pays pour savoir si la nourrice qu'elle avait choisie donnait bien le sein. Il lui fut répondu que cette femme était accouchée depuis un an et qu'elle n'avait été autorisée qu'à prendre un enfant au biberon. La mère très effrayée partit immédiatement et elle trouva son bébé pâle, faible, avec des garde-robes verdâtres. Elle le prit, revint avec lui à Paris et nous l'amena à la consultation des nourrissons le 7 mai, c'est-à-dire 34 jours exactement après sa naissance. Cet enfant, à cinq semaines, ne pesait que 2.250 grammes. (Voyez fig. 8.)

Nous le prenons dans le service avec sa mère. Les seins de cette dernière étaient assez volumineux, souples et mous; mais elle n'avait jamais allaité et comme elle était accouchée depuis 34 jours, à la pression on ne pouvait absolument rien faire sortir de ses seins.

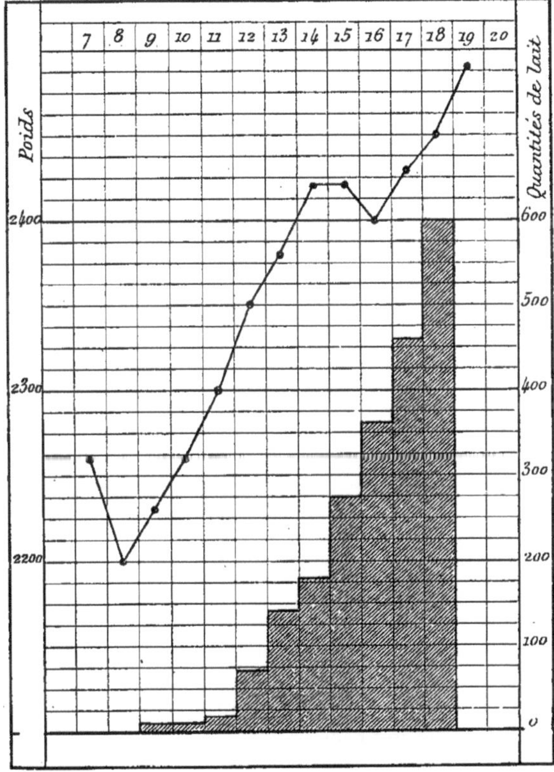

Fig. 8.

On mit l'enfant au sein d'une nourrice; il se rétablit peu à peu et sa courbe devint bientôt très belle. A sa sortie, le 19 mai, il pesait 2.480 grammes.

En même temps, nous essayâmes de faire revenir le lait dans les seins de sa mère. Pour cela on la fit téter par un gros enfant.

Le 7 et le 8 mai, il ne put rien faire sortir; mis sur le plateau de la balance avant et après la tétée, il n'avait pas augmenté de poids.

Le 9 et le 10 mai, il prit	5	grammes
le 11 mai, il prit	35	—
le 12 —	70	—
le 13, la mère donna le sein au gros enfant et commença à faire téter le sien, elle fournit	145	—
le 14 elle fournit	185	—
le 15 —	275	—
le 16 —	360	—
le 17 —	460	—
le 18 —	595	—

Donc en 9 jours chez cette femme qui n'avait pas une goutte de lait dans les seins on était parvenu à faire monter le lait en grande quantité.

Elle partit le 19 mai, nourrissant seule son enfant; elle nous le ramena plusieurs fois à la consultation des nourrissons et, le 15 juin 1900, il pesait 3.110 grammes et se portait aussi bien que possible.

Observation XII (présentée par M. le Dr *Perret* à la *Société d'Obstétrique de Paris*; 20 décembre 1900).

Mme G... âgée de 22 ans, primipare, a eu ses dernières règles du 5 au 10 mars 1900.

Rien de particulier à noter pendant la grossesse. Le 28 octobre, enceinte par conséquent de 7 mois 1/2, elle perd les eaux sans cause apparente et le 31 octobre, elle accouche prématurément d'un enfant du sexe féminin pesant 2.040 grammes.

La mère, ne pouvant chez elle lui donner les soins nécessités par son état débile, le mit dans un établissement de couveuses où il resta jusqu'au 14 novembre. A cette époque, il pesait 2.060 grammes. La mère le reprit chez elle, et comme elle n'avait pas de lait, elle lui fit boire au verre du lait stérilisé coupé d'eau bouillie : il en prenait environ 10 grammes par tétée et, malgré cette petite quantité, il fut atteint dès le lendemain de vomissements et de diarrhée. Il dépérit rapidement et un médecin fut consulté. Il conseilla de mettre l'enfant dans une couveuse et de lui donner le sein d'une nourrice.

A la rigueur, la mère eût pu tenir son enfant au chaud; mais n'ayant pas de lait, elle ne pouvait le mettre au sein. Aussi continua-t-il à dépérir et après l'avoir gardé pendant cinq jours sur les conseils d'un second médecin, la mère nous l'apporta à la Clinique Tarnier où il fut admis le 19 novembre.

A son entrée il pesait 1.870 grammes. Il avait une diarrhée profuse, des garde-robes fétides. La température rectale était de 37° 2. On le mit en couveuse et toutes les deux heures au sein d'une nourrice. Il y prit 15 à 30 grammes par tétée.

20 novembre. — Il boit en tout 225 grammes au sein — la diarrhée est moins abondante.

21 novembre. — La température rectale est de 37° 8. Il y a encore de la diarrhée. Aussi M. Budin fait-il diminuer la quantité de lait : on ne lui donne que 15 à 20 grammes par tétée, soit un total de 185 grammes dans la journée. Son poids a baissé de 45 grammes.

22 novembre. — La température rectale est de 38° 8, mais les garde-robes sont moins fétides et moins fréquentes ; l'enfant digère mieux : il augmente de 10 grammes. Le soir, la température est de 30° 9. Bain tiède.

23 novembre. — La température rectale est de 36° 4, la diarrhée disparaît, l'enfant augmente de 10 grammes, il prend de 20 à 30 grammes de lait par tétée. A partir de ce moment, la diarrhée ayant totalement disparu, l'enfant assimile bien, son tube digestif est en bon état et son poids augmente régulièrement. Le 15 décembre, il pèse 2.500 grammes, on le sort de la couveuse, il continue à s'accroître et, le 20 décembre, il pèse 2.600 grammes.

L'enfant est sauvé, mais nous avons voulu faire mieux et nous avons pensé que notre tâche ne serait complètement achevée que si nous pouvions lui donner une mère ayant dans ses seins du lait pour le nourrir.

Lorsque cette femme est entrée à la clinique Tarnier, elle était accouchée depuis 3 semaines. Les seins étaient flasques et ne contenaient pas de lait. Cependant, à la pression, on parvenait à en faire sourdre quelques gouttelettes. Immédiatement on la fit téter régulièrement toutes les deux heures par un gros enfant.

Le premier jour, on ne put obtenir vers la fin de la journée que 5 grammes de lait.

Le lendemain, elle en donna 30 grammes.

Le 21 novembre, elle donnait 35 grammes, mais il survint une crevasse au sein droit. La mère hésitait à se laisser téter et pendant cette jouruée elle ne fournit que 10 grammes de lait. On soigna son sein, on lui donna une téterelle et, le 23 novembre, elle donna 65 grammes de lait.

Le 24	novembre elle	donne	70	grammes
25	—	—	100	—
26	—	—	130	—
27	—	—	175	—
28	—	—	255	—
29	—	—	275	—
30	—	—	260	—
Le 1er	décembre	—	310	—
2	—	—	325	—
3	—	—	390	—

A partir de ce jour on lui mit son propre enfant au sein et, lorsque ce dernier avait pris une certaine quantité de lait, on faisait téter ensuite le gros enfant.

De la sorte, la mère donna :

Le 4	décembre	485	grammes de lait dont	30	à son enfant.
5	—	420	—	135	—
6	—	470	—	210	—
7	—	510	—	420	—

La mère nourrit alors seule son enfant, mais elle continua néanmoins à donner le sein à un autre enfant et fournit :

Le 8	décembre	530	grammes de lait dont	440	à son enfant.
9	—	560	—	490	—
10	—	605	—	465	—
11	—	635	—	470	—
12		710	—	525	—
13	—	730	—	535	—
14	—	740	—	540	—
15	—	760	—	545	—
16	—	835	—	565	—
17	—	875	—	575	—
18	—	910	—	580	—
19	—	950	—	605	—

Et le 20 décembre, la mère a donné 960 grammes de lait dont 605 grammes à son enfant; si bien que cette femme qui, pendant trois semaines, n'a pas eu une goutte de lait, est arrivée non seule-

Dates
Novembre
Décembre
19 21 23 25 27 29 1 2 3 4 5 6 7 8 9 10 12 14 16 18 20
Poids
2600
2500
2400
2300
2200
2100
2000
1900
1800
1700
1600
1500
Quantités de lait
1000
900
800
700
600
500
400
300
200
100
75
50
25
0
Sortie de Couveuse
Lait fourni par la mère
Poids de l'enfant
Lait pris par l'enfant à sa mère

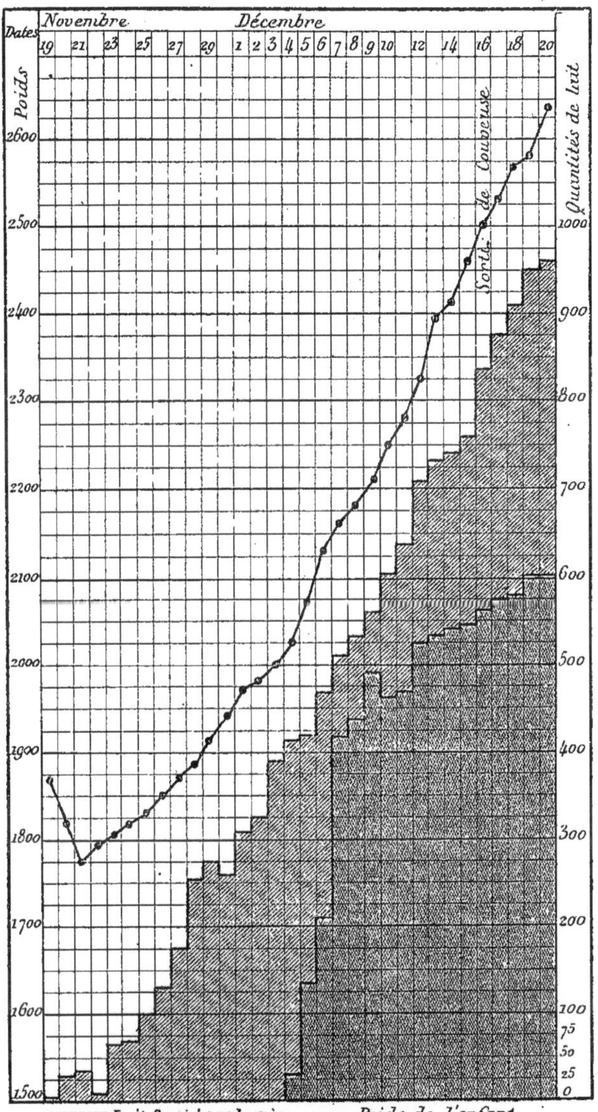

Fig. 9,

ment à nourrir son propre enfant, mais encore à nous aider à en élever d'autres. On peut suivre sur la figure 9, ci-jointe, la progression constante de la production du lait chez la mère et l'augmentation du poids chez l'enfant.

CONCLUSIONS

I. — On ne doit pas se hâter de déclarer qu'une femme n'a pas assez de lait pour nourrir et, pour cette raison, donner à l'enfant une nourrice mercenaire ou bien instituer l'allaitement artificiel; au contraire, il faut attendre et espérer.

II. — L'allaitement mixte bien dirigé — pour les femmes qui ont quitté l'hôpital ou qui sont accouchées chez elles — permettra d'attendre l'établissement en quantité suffisante de la sécrétion lactée : il est, dans ces circonstances, un moyen qui permet non seulement d'attendre l'établissement complet de la sécrétion, mais encore de favoriser cet établissement.

Pour les femmes qui sont à l'hôpital, on confiera leur enfant à une nourrice au sein qui fournira ce qui manque à la mère, et pendant ce temps, on fera téter la mère par son propre enfant et par un autre plus vigoureux dont les succions feront monter le lait.

III. — De même, chez une femme qui avait cessé pendant un certain temps d'allaiter, il ne faut pas désespérer d'assister au retour de la sécrétion lactée. Avec de la persévérance, en faisant téter régulièrement ces femmes par de gros enfants, on obtient le retour de la sécrétion lactée et elles deviennent d'excellentes nourrices.

IV. — Enfin, du fait qu'une femme n'a jamais allaité,

on ne doit pas conclure qu'elle ne pourra allaiter avant une nouvelle grossesse. En la faisant téter par un gros enfant d'abord, puis par son propre enfant, on peut espérer voir s'établir tardivement la sécrétion lactée en quantité assez abondante pour suffire à l'alimentation de l'enfant.

V. — Cés trois ordres de faits et les résultats déjà obtenus prouvent que l'on devra tout tenter et persévérer longtemps, afin de fournir au nourrisson la véritable alimentation qui le mettra dans les meilleures conditions possibles de résistance et de santé, l'alimentation au sein maternel.

BIBLIOGRAPHIE

BEAUNIS. — *Nouveaux éléments de Physiologie humaine*, t. II, p. 208.

BOUCHUT. — *Hygiène de la première enfance* (1860).

P. BUDIN. — *Le Nourrisson.*

P. BUDIN. — *Femmes en couches et nouveau-nés.*

P. BUDIN. — Quelques considérations sur la sécrétion lactée chez les femmes. — Communication au Congrès international de médecine, août 1900. (Extrait du Journal l'*Obstétrique*, 15 novembre 1900.)

P. BUDIN. — Troubles nerveux chez les nourrices. Retentissement immédiat sur leurs nourrissons. L'*Obstétrique*, 1896.)

P. BUDIN. — *Clinique obstétricale* (mai 1901).

CHANTREUIL. — Des phénomènes précurseurs et concomitants de la sécrétion lactée. (Extrait des *Archives de Tocologie*, 1874.)

CHAVANE. — *Thèse de Paris*, 1893.

DECHAMBRE. — *Dictionnaire Encyclopédique des sciences médicales*, article ALLAITEMENT.

DUVAL (MATHIAS). — Cours de Physiologie.

JACQUENNER. — *Dictionnaire Encyclopédique*, article ALLAITEMENT.

JACCOUD. — *Nouveau Dictionnaire de Médecine et de Chirurgie pratiques*, articles ALLAITEMENT, NOURRICES.

JOLY et FILHOL. — *Recherches sur le lait dans les Mémoires des savants étrangers*, publiées par l'Académie de médecine de Belgique, 1855.

Journal de médecine (mai 1901).

KEIFFER. — Communication à la Société d'Obstétrique de France (avril 1901).

MARFAN. — *Traité de l'Allaitement.*

MARTIN (N.). — *Bulletin médical de l'Algérie*, 1896.

Médecine moderne (mars 1901).

PERRET. — Communication à la Société d'Obstétrique de Paris, novembre 1900.

SAPPEY. — *Traité d'Anatomie descriptive.*

TARNIER et CHANTREUIL. — *Traité de l'Art des Accouchements*, t. I.

TESTUT. — *Traité d'Anatomie humaine*, article MAMELLE.

PARIS. — IMPRIMERIE F. LEVÉ, RUE CASSETTE, 17.

www.ingramcontent.com/pod-product-compliance
Ingram Content Group UK Ltd.
Pitfield, Milton Keynes, MK11 3LW, UK
UKHW022130260726
13993UKWH00003B/1352